ESSAI

SUR

LA LONGÉVITÉ

ET

QUESTIONS PROPOSÉES

SUR CE SUJET INTÉRESSANT,

PAR LE CHEV. JOHN SINCLAIR,

Baronnet, Membre du Parlement de la Grande-Bretagne,

SUIVI

DE SA LETTRE A LOUIS BALLOIS,

Sur l'Agriculture, les Finances, la Statistique
et la Longévité,

ET

D'UN TABLEAU

Sur ce qu'on peut appeler les sources du revenu
public.

A PARIS,

DE L'IMPRIMERIE DE VALADE,
RUE COQUILLIÈRE, n°. 404.

Et se trouve

Chez HENRICHS, Libraire, rue de la Loi, n°. 1231.

AN X. — 1802.

ESSAI

SUR

LA LONGÉVITÉ.

Il n'est pas de sujet qui mérite plus l'attention de tout être qui pense, que celui qui
traite des moyens de conserver la santé et
d'arriver à une longue vieillesse.

Que le premier de ces biens soit le plus
précieux de tous, c'est ce que l'on ne saurait
révoquer en doute. Les jouissances dont une
bonne santé est la source, et les peines qui
proviennent des maladies, nous avertissent
sans cesse qu'on ne doit pas négliger sa santé.
Par rapport au second, l'opinion n'est pas
aussi générale : l'on doute s'il est avantageux
d'atteindre à un grand âge; c'est ce qui a fait
dire à quelques-uns, qu'après avoir vécu 5o
ou 6o ans, qu'après avoir rempli tous les de-
voirs qu'impose l'humanité, il vaudrait mieux

faire place à d'autres, et que plutôt l'on voit terminer sa carrière, lorsqu'on a compté 10 à 12 lustres, plus l'on est heureux.

De pareils sentimens néanmoins sont repréhensibles. Si ce n'était que pour soi, que pour satisfaire ses passions et pour ne consulter que ses propres intérêts qu'on vécût; peut-être aurait-on quelques raison de fixer ainsi le terme de l'existence Mais si, comme il est du devoir de chacun, nous consacrons notre vie au bonheur d'autrui aussi bien qu'au nôtre; si, en fournissant une longue carrière, nous pouvons devenir plus utiles au genre humain, en lui communiquant des lumières qui sont le fruit de longues observations, et de la plus grande expérience, que faut-il en conclure ? Qu'aussi long-tems qu'il nous reste de la santé et des forces pour faire des actions avantageuses aux autres, la vie est un devoir, et que ce n'est qu'à l'impossibilité de n'en plus faire, que nos souhaits doivent fixer la fin de notre carrière.

Il ne faut pas omettre non plus, qu'il y a une affinité évidente et nécessaire entre une bonne santé et la longévité : il est impossible d'avoir l'une, sans qu'elle ne contribue à conduire à l'autre.

Dans l'essai que j'offre sur un sujet aussi intéressant, mon but est,

1°. De développer les circonstances qui peuvent conduire à la longévité ;

2°. D'exposer le système qu'ont adopté ceux qui sont parvenus à un grand âge ;

3°. De citer l'espèce de pays le plus remarquable par des exemples de longues vies ;

4°. Enfin, de donner des tables de longévité, et de la durée de la vie humaine.

PARAGRAPHE Ier.

Circonstances qui peuvent contribuer à la Longévité.

On peut classer, de la manière suivante, les différentes circonstances qui tendent à prolonger la vie :

1°. Le climat ;

2°. La forme de la personne ;

3°. Les parens ;

4°. Le caractère ;

5°. La condition de la vie ;

6°. La profession ;

7°. L'exercice ou le travail ;

8°. L'état de mariage ;

9°. Le sexe ;

10°. Le renouvellement de la jeunesse.

1°. LE CLIMAT. — Certainement le climat semble être de la plus grande importance, et l'on peut avancer comme vérité incontestable, que les climats tempérés, et même les plus froids, sont les plus favorables à la longévité. La chaleur relâche et affaiblit insensiblement les corps, au lieu que le froid les fortifie et leur donne du ton. Dans les pays chauds, la nourriture n'est pas si substantielle que dans les pays froids (1) ; et dans les premiers, il y a généralement une plus grande propension aux différens excès, et aussi plus de moyens et d'occasions de s'y livrer. Au reste, dans un

____

(1) Dans les pays froids, l'on se nourrit principalement de viande ; et dans les pays chauds, de légumes et de fruits. Un judicieux mélange des deux doit produire la meilleure nourriture ; mais si l'on doit choisir l'une de ces deux espèces d'alimens, la viande est préférable.

climat tempéré, un ciel pluvieux paraît moins contraire à une longue vie, qu'il y a lieu de le croire. En Irlande, où l'air est humide, l'on voit cependant un grand nombre de vieillards, et la majeure partie de ceux qui ont rempli une longue carrière, soit en Angleterre, soit en Ecosse, ont passé leurs jours dans les comtés occidentaux, qui sont généralement le plus sujets à de fréquentes pluies (1).

2°. LA FORME DE LA PERSONNE.—La seconde circonstance qu'il faut considérer, c'est la forme et la taille de l'individu.

On s'accorde à dire que les personnes d'une taille ramassée, et d'une grandeur médiocre, sont celles qui vivent le plus long-tems. C'est

---

(1) L'humidité n'est pas aussi nuisible à la santé qu'on l'imagine, pouvu qu'elle n'affecte pas la pureté de l'air ; même l'eau stagnante, si elle est dans ûn terrein à tourbe, n'est pas malsaine. La qualité astringente de la tourbe empêche l'eau de se putréfier. Lincoln et plusieurs autres comtés marécageux de l'Angleterre, offrent plusieurs exemples de longévité, mais vraisemblablement ce n'est que dans les situations élevées de ces provinces.

souvent au détriment de quelqu'une des parties du corps que l'on devient fort grand, et cette disproportion tend à produire la faiblesse ou les maladies. L'on voit aussi les personnes de haute taille plus portées à se courber ; nécessairement la respiration en est gênée, et la poitrine en souffre.

Celles, au contraire, qui sont petites, ne trouvent guères de difficultés à se tenir droites, et ont naturellement plus d'activité ; avantages qui donnent aux fonctions animales un plus grand degré de perfection. Je ne connais qu'un désavantage attaché à une petite taille, celui de trop engraisser, et la corpulence est très-contraire à une longue vie. — Une croissance lente et graduelle, jusqu'à l'époque de l'âge mûr, est encore considérée comme favorable à la longévité.

3°. LES PARENS. — On ne peut nier que ce ne soit un avantage en faveur de la longévité d'être né de parens robustes et exemps de maladies héréditaires. A force de soins, et non sans beaucoup d'inquiétude, il est possible de conserver l'existence à un être chétif tel que *Cornaro* : mais ce n'est qu'à ceux qui sont nés de parens sains et forts, et qui sont doués d'une excellente constitution , qu'il est permis de s'attendre à une longue vie , et de se flatter de jouir de tous les agrémens et de tous les plaisirs qu'elle offre.

4°. LE CARACTÈRE. — Il paraît qu'un mélange de bonne humeur et de gaieté de caractère, autrement dit d'enjouement, contribue aussi à la longévité (1).

Les personnes irascibles , ainsi que celles qui, se laissant aller au découragement , succombent sous le poids des traverses de cette vie , ne doivent pas espérer d'avoir une longue existence. Celles aussi qui émoussent leur vivacité et épuisent leurs forces par une étude opiniâtre , ou par quelque travaux laborieux de l'imagination , parviennent rarement à la vieillesse.

Dans une longue liste de 1712 personnes qui ont vécu à-peu-près un siècle, Fontenelle, qui n'a pas accompli sa centième année, est le seul auteur de marque qu'on y trouve; et

______

(1) C'est à cette cause qu'on peut attribuer le grand âge qu'ont atteint plusieurs seigneurs français , sur-tout avant la régence d'Orléans.

c'est dans la douceur uniforme de son caractère et dans l'enjouement qui lui étaient si connus, qu'on peut trouver la cause de sa longue carrière ; car, comme l'expriment bien les Français : « Il a été *jeune* jusqu'au dernier » moment de *sa vieillesse* ».

5°. LA CONDITION DE LA VIE. — On a généralement remarqué que ce ne sont ni les grands, ni les riches, ni ceux qui mettent une confiance aveugle dans la médecine, qui parviennent à la vieillesse ; mais que ce sont ceux qui prennent beaucoup d'exercice, qui sont souvent au grand air, et dont le genre de vie est simple et tempéré (1). On ne saurait contester qu'en effet ces derniers n'aient de leur côté la meilleure chance d'une longue vie.

Au reste, quoique les exemples de longévité ne soient pas très - communs parmi les grands, néanmoins, en proportion de leur nombre, ces exemples sont peut-être aussi fréquens que parmi les classes inférieures, qui sont infiniment plus nombreuses.

----

(1) Voyez Easton sur la longévité de la vie humaine, p. 11.

Je ne vois dans l'autorité, le rang ou la fortune, rien qui soit incompatible avec une longue existence, pourvu que les autres circonstances aussi lui soient favorables.

6°. La profession. — Il n'y a nul doute qu'une longue vie ne dépende beaucoup de la manière dont une personne est occupée. Un travail malsain est ordinairement funeste ; on sait cependant que Pierre Prin, souffleur de verre, vécut jusqu'à l'âge de 101 ans ; et que Jean Tyler, mineur de Leadhils, en Ecosse, atteignit, dit-on, jusqu'à l'âge de 132 ans (1). L'on n'a pas pu prouver d'une manière incontestable l'âge de ce dernier, mais il y a des circonstances bien fortes en faveur de l'évidence.

Quelqu'un dont l'autorité est bien digne de foi, (Dr. Walker, professeur d'histoire naturelle à l'Université d'Edimbourg) m'a assuré

---

(1) On assure qu'il ne faut pas s'étonner de ces deux exemples, parce qu'un souffleur de verre est constamment exposé au grand air, et que le travail des mineurs qui résident dans des situations élevées, ne dure que quelques heures.

« que les muscles, les jointures, et toute la
» construction et l'apparence de ce dernier,
» portaient l'empreinte de la plus grande
» vétusté qu'il ait jamais découverte dans
» l'espèce humaine ». A tout bien considérer, ce sont en général les fermiers, les jar-
diniers et les laboureurs, qui vivent le plus
long-tems. Les soldats d'infanterie aussi, qui
ont survécu aux dangers de la guerre, ne
sont pas moins remarquables pour leur grand
âge ; ils sont ordinairement forts et vigou-
reux : la régularité à laquelle ils ont dû
s'accoutumer , tandis que leurs camarades
insoucians et déréglés tombaient autour d'eux ;
l'habitude de se tenir droit, et de marcher de
même (ce qui devient pour eux un exercice
naturel et salutaire), et l'heureuse conforma-
tion que leur a donné la nature, tout est com-
biné en leur faveur.

7°. L'EXERCICE OU LE TRAVAIL. — Il est
nécessaire de remarquer qu'un exercice modéré , et même un travail qui n'a rien de
fatigant , contribue à une bonne santé et à
une longue vie. On a souvent vu des personnes,
après leur centième année , battre en grange
et se livrer à d'autres occupations laborieuses ,

exposées à un courant d'air ; lorsqu'elles avaient été accoutumées à ce genre de travail, elles ne paraissaient nullement en souffrir.

8°. L'ÉTAT DE MARIAGE. —Il ne faut pas omettre que la plupart de ceux qui ont vécu long-tems ont préféré l'état du mariage au célibat, et ont laissé une nombreuse postérité. L'on peut contester que le célibat produise les maladies, mène à l'irrégularité, ou aigrisse le caractère ; mais ce qu'on ne saurait contester, c'est que le nombre de célibataires qui ont eu une longue vie, n'est pas comparable à celui des gens mariés (1).

9°. LE SEXE. — Quoiqu'il naisse, du moins dans les contrées de l'Europe, un plus grand nombre de mâles que de femelles, néanmoins il y a lieu de croire que les femmes qui arrivent à un âge avancé, sont en plus grand nombre que les hommes. On en peut donner plusieurs différentes raisons.

---

(1) Cette assertion est applicable aux deux sexes, mais sur-tout aux mâles. Dr. Rush, de Philadelphie, assure n'avoir jamais vu qu'un seul célibataire excéder 80 ans.

Leur genre de vie est plus régulier et plus tempéré ; elles sont moins exposées aux fatigues et aux dangers ; et pour l'ordinaire, elles ont reçu de la nature plus de douceur de caractère et plus d'enjouement.

10°. RENOUVELLEMENT DE LA JEUNESSE. — Enfin, parmi les symptômes de longévité, il n'y en a pas de plus frappans que celui qu'offre la nature, lorsqu'elle semble se renouveller en produisant, même dans une vieillesse avancée, de nouveaux cheveux, de nouvelles dents, etc. Mais ces exemples ne se voient que rarement.

§ I I.

Règles qui tendent à prolonger l'existence.

Après avoir donné un aperçu des circonstances qui peuvent contribuer à la longévité, passons maintenant aux règles qu'ont suivies ceux qui ont atteint à un grand âge ; elles pourront être de quelque service à d'autres.

Tout le monde connaît le plan qu'a indiqué le fameux Cornaro : on a souvent recommandé d'imiter sa tempérance. Je doute beaucoup qu'il y ait bien des personnes qui voulussent suivre le même genre de vie qu'il a mené, seulement par amour de l'existence. La vie cesse d'être desirable quand on n'a plus aucune satisfaction à en jouir ; et quand on ne fait que végéter , peu importe qu'on vive ou non.

Sans entrer dans des détails minutieux qui sont plus propres pour les discussions de la philosophie expérimentale, nous indiquerons les règles qu'on a trouvé les plus effectives, et qu'on peut, avec le moins de difficultés, mettre en pratique. Les voici, dans l'ordre suivant :

1º. La nourriture ;

2º. L'habillement ;

3º. La demeure ;

4º. Le travail ou l'exercice ;

5º. Les habitudes ou coutumes;

6º. La médecine ;

7º. L'état de l'esprit.

1º. LA NOURRITURE. — Il est inutile de s'étendre sur l'importance d'une nourriture saine pour conserver la santé et prolonger la vie , et sur le soin qu'on doit avoir d'éviter tout excès dans le boire et dans le manger.

L'on citera peut-être quelques individus qui ont vécu long-tems au sein même des excès ; mais on ne doit les considérer que comme des exceptions à une règle générale : l'on pourra supposer avec raison que si, malgré leur intempérance, ces personnes ont eu une longue vie, elle l'aurait été davantage si elles eussent vécu différemment.

2º. L'HABILLEMENT. — Il est également inutile d'entrer dans de longs détails sur la nécessité de se vêtir chaudement, sur-tout à un âge avancé et pendant la saison rigoureuse. Il n'est pas de moyens plus efficaces de prévenir bien des maladies, auxquelles les vieillards sur-tout sont sujets.

3º. LA DEMEURE. — C'est à l'emplacement qu'il a choisi, et à l'espèce de maison qu'il habite, que chaque individu doit en grande partie l'état de sa santé. L'on a souvent remarqué que c'est en hiver que meurent la plupart des vieillards, et que bien des personnes, dans un état de faiblesse et de consomption, ont eu recours au seuls moyens de salut, c'est-à-dire, se sont retirées dans des climats plus chauds. C'est ce qui a fait croire au Dr. Pearson, que les gens âgés et ceux qui sont consomptifs, trouveraient le plus grand avantage à faire construire des maisons tellement disposées, qu'il s'y conservât toujours, non-seulement un air pur, mais un air d'une température égale et même plus chaude ; afin que les valétudinaires qui y demeureraient n'éprouvassent aucune des vicissitudes des saisons.

Un tel plan, il faut l'avouer, ne saurait offrir un remède universel ; néanmoins il mérite l'attention des gens riches. Nous espérons que quelques - uns d'entr'eux fonderont un hôpital pour les vieillards et les consomptifs ; et que là, pour l'avantage tant des fondateurs que de tout le genre humain, on fera une bonne expérience de ce plan.

4°. Lè travail ou l'exercice. — De tout tems, le travail ou un exercice modéré, a été nécessaire même aux vieillards, pour conserver leur constitution : il faut néanmoins éviter toute fatigue ; rien n'est plus pernicieux aux ressorts de la-vie, sur-tout lorsque le tems les a affaiblis. Les voyages de plaisir doivent être aussi d'un grand avantage, à cause du changement d'air et de scènes.

5°. LES HABITUDES ET COUTUMES.—La propreté sur soi, contribue infiniment à la santé, par conséquent à la longévité ; ce qui n'y contribue peut-être pas moins, c'est une infinité d'habitudes et de coutumes minutieuses, dans le détail desquelles les limites de cet ouvrages ne nous permettent pas d'entrer. Il serait à souhaiter que quelqu'un voulut se donner la peine de chercher le résultat d'une expérience générale sur ce sujet, et indiquât ces habitudes, qui, à les considérer séparément, paraissent frivoles, mais dont l'adoption, si l'on en observe les effets combinés, augmenterait vraisemblablement la somme des plaisirs et le nombre des jours.

6°. LA MÉDECINE. — C'est une idée généralement reçue, qu'après l'âge de 40 ans, chacun devrait être son propre médecin. Cette maxime ne serait-elle pas dangereuse ?

Quand des gens de l'art se trouvent malades,

il est bien rare qu'ils se hasardent à se traiter eux-mêmes ; c'est à quelques-uns de leurs amis de la même profession qu'ils ont recours. Ceux qui veulent être leurs propres médecins, donnent ordinairement dans le charlatanisme ; et que peut-il y avoir de plus dangereux à la constitution ? Pour que leurs effets soient salutaires, on ne doit prendre des médecines que dans la plus absolue nécessité : avant de les commencer, l'on doit prendre les meilleurs avis ; souvent le délai d'en faire usage en diminue l'efficacité ; l'on ne saurait prendre trop de précaution pour s'assurer de la nature, de la quantité des remèdes qu'on doit prendre, et de leur durée.

Il n'y a nul doute que les ressources de la médecine ne soient encore qu'*inconsidérables*, et que cet art ne soit encore dans son enfance ; il est même impossible de deviner quel sera le degré de perfection auquel on le portera, en conséquence des nouvelles découvertes qu'on fait tous les jours en chimie, qui tendent à le perfectionner ; en conséquence de celles que l'on peut faire de nouvelles plantes dans des pays encore inconnus, outre les

différens usages nouveaux des anciennes plantes. Ce qui pourrait accélérer de telles découvertes, c'est, au lieu du zèle et de l'indus-
trie des individus, l'encouragement et la pro-
tection du public, auxquels elles ont un droit
si incontestable.

7°. L'ETAT DE L'ESPRIT. — Enfin, rien
n'est plus propre à prolonger les jours, qu'une
égalité d'âme, un caractère gai, et du cou-
rage pour supporter les revers auxquels dans
cette vie, tout le monde, sur-tout à un âge
avancé, est plus ou moins exposé.

On ne saurait trop se pénétrer de l'importance de cette dernière vérité : l'expérience ne
fait que trop voir combien le découragement
est fatal à des gens qui pourraient, en con-
servant de la force et de la vigueur d'esprit,
survivre bien des années à leur triste catas-
trophe.

§ I I I.

Pays remarquables pour la Longévité.

Les pays les plus remarquables pour la

longévité, sont les pays montagneux. Nous lisons, dans Pallas, que les habitans des districts hérissés de montagnes, dans la province d'Isesk, au nord de la Sibérie, atteignent à une longue vieillesse ; qu'il est fort commun d'y voir des gens de 100 ans, et qu'il y a vu lui-même un soldat âgé de 120 ans. Ce qu'il y a de surprenant, c'est que les habitans des plaines voisines sont bien moins favorisés du côté de la santé et de la longueur de la vie.

Buffon, dans une liste qu'il a donnée de tous les pays de l'Europe, remarquables pour la longévité, met en tête les districts montagneux de l'Ecosse ; et assurément il n'est point de contrée dans cette partie du monde où, en proportion du nombre de ses habitans, l'on voie, comme en Ecosse, plus de sexagénaires, d'octogénaires, et même de nonagénaires, retenir toutes leurs facultés physiques et morales. Aussitôt que des recherches sur un sujet aussi intéressant auront été faites dans certains départemens de la France, et dans les cantons montagneux de l'Allemagne, de la Hongrie, de la Suède, de la Norwège, et même dans ceux de l'Espagne, du Portugal et de l'Italie , il y a tout lieu de croire qu'elles produiront des exemples extraordinaires de longévité.

§ I V.

Tableaux de Longévité.

Après avoir traité en général le sujet de longévité, qu'il me soit permis de mettre sous les yeux de mes lecteurs le tableau suivant, dans lequel est démontrée la brièveté de la vie humaine, et qui fait voir combien peu de personnes, en proportion du nombre immense qui reçoit le jour, arrivent à l'âge de 60 ans (1).

Sur cent individus, il en meurt, selon Hufeland ,

Avant 10 ans	50
De 10 à 20	20
De 20 à 30	10

---

(1) Art de prolonger la vie , ouvrage écrit par le professeur Hufeland , de Jena , en Allemagne.

De	3o à 4o	6
De	4o à 5o	5
De	5o à 6o	3
		94

D'après ce tableau , il paraît que sur cent personnes, il n'y en a que six qui courent la chance d'excéder 60 ans.

L'ingénieux Haller a recueilli onze cent treize exemples de personnes qui ont vécu au-delà de cent ans (1).

De celles qui ont vécu de 100 à 110 ans, les exemples montent à plus de . . 1000

De 110 à 120	62
De 120 à 13o	29
De 13o à 14o	15
De 14o à 15o	5
Jusqu'à . 152 (Parr) . .	1
Jusqu'à . 169 (Jenkins). .	1
Total	1113

____

(1) Haller, Elementa Physiologiæ Corporis Humanis, vol. viii. Lib. xxx, sect. 3 , p. 103.

Mais nous avons trouvé dans un ouvrage nouvellement publié, le tableau suivant, qui est le résultat d'un recueil plus considérable d'exemples de longévité.

D'hommes et de femmes qui ont vécu de 100 à 110 ans inclusivement, il y en a eu 1310

De 110 à 120.	277
De 120 à 130.	84
De 130 à 140.	26
De 140 à 150.	7
De 150 à 160.	3
De 160 à 170.	2
De 170 à 185.	3

1712 (1).

Conclusion.

Telles sont mes observations sur un sujet aussi intéressant que celui-ci : je n'y ajouterai qu'une réflexion ; c'est que, tout bien pesé,

---

(1) Voyez Easton sur la Longévité ; ouvrage imprimé A. D. 1799.

il est plus que probable, qu'avec les soins et l'attention nécessaire, l'on pourrait non-seulement reculer le terme de l'existence, mais rendre celle-ci beaucoup plus agréable qu'elle ne l'est actuellement.

Puisse notre espérance n'être pas mal fondée, qu'en fait d'amélioration et de prolongation de l'existence de la vie humaine, comme en tant d'autres objets, nous ne sommes encore que des novices ; qu'un vaste champ de connaissances ne fait que s'ouvrir à nos yeux, et que nous pouvons encore perfectionner et prolonger les jouissances physiques et morales les plus convenables à notre espèce, ainsi que les moyens de nous les procurer.

APPENDIX.

En faisant les observations que je soumets au public, je n'ai d'autre intention que celle d'établir une base sur laquelle il sera facile d'en rassembler d'autres avec des faits capables de mettre au grand jour des recherches aussi importantes.

L'on voudra donc bien répondre aux questions ci-jointes , avec toute la précision et la justesse possibles.

Questions proposées aux personnes intelligen-
tes, entre les mains desquelles pourra tomber
ce petit Ouvrage.

1°. Quelle influence a le climat sur la santé et la durée de la vie de ses habitans ?

2°. Quelle forme de corps considère-t-on comme la plus favorable à la santé et à la longévité ?

3°. A-t-on remarqué qu'il fût essentiel, pour jouir d'une bonne santé et d'une longue vie, d'avoir reçu le jour de parens jeunes et bien sains ?

4°. A-t-on des exemples qui prouvent que la santé et la vieillesse puissent provenir des dispositions ou du caractère des individus ?

5°. La condition peut - elle produire une différence perceptible ?

6°. Quelles sont les professions les plus favorables ou contraires à la longévité ?

7°. Pour conserver la santé, et prolonger l'existence, trouve-t-on nécessaire le travail ou un exercice modéré ?

8°. Ceux qui sont parvenus à un grand âge, étaient-ils communément des personnes mariées ?

9°. Parmi ceux qui ont rempli une longue carrière, quelle a été la différence proportionnelle entre les hommes et les femmes ?

10°. A-t-on jamais connu des personnes qui renouvelassent leur âge par l'acquisition de nouvelles dents ou de nouveaux cheveux ?

11°. Quels autres moyens y a-t-il de prolonger l'existence ?

12°. Quels sont les effets de la nourriture, sur la santé et l'étendue de la vie ?

13°. Quels effets peut produire l'habillement ?

14°. Quelle différence résulte-t-il des diverses habitations, et de passer ses jours à la campagne ou dans une ville ?

15°. Quels sont les effets des habitudes et des coutumes, de se lever de bonne heure, de se baigner, de faire ses repas à des heures régulières, de dormir un temps fixe ? et quelles sont sur-tout ces circonstances frivoles en apparence, mais desquelles on fait dépendre la santé et la longévité ?

16º. Par rapport aux remèdes de la médecine, quels sont les plus utiles et les plus salutaires en différens cas ?

17º. Quels exemples les plus remarquables avez-vous d'une longue carrière, et quelles en sont les preuves authentiques ?

18º. Quel sytème ont adopté ceux qui ont le plus long-tems vécu ?

19º. Existe-t-il dans vos environs des récapitulations de longévité ? et quelle différence y a-t-il entre les tableaux qui peuvent en avoir été faits et ceux de Hufeland ?

20º. Quelles sont vos idées ou vos observations particulières sur le sujet de la santé et de la longévité ?

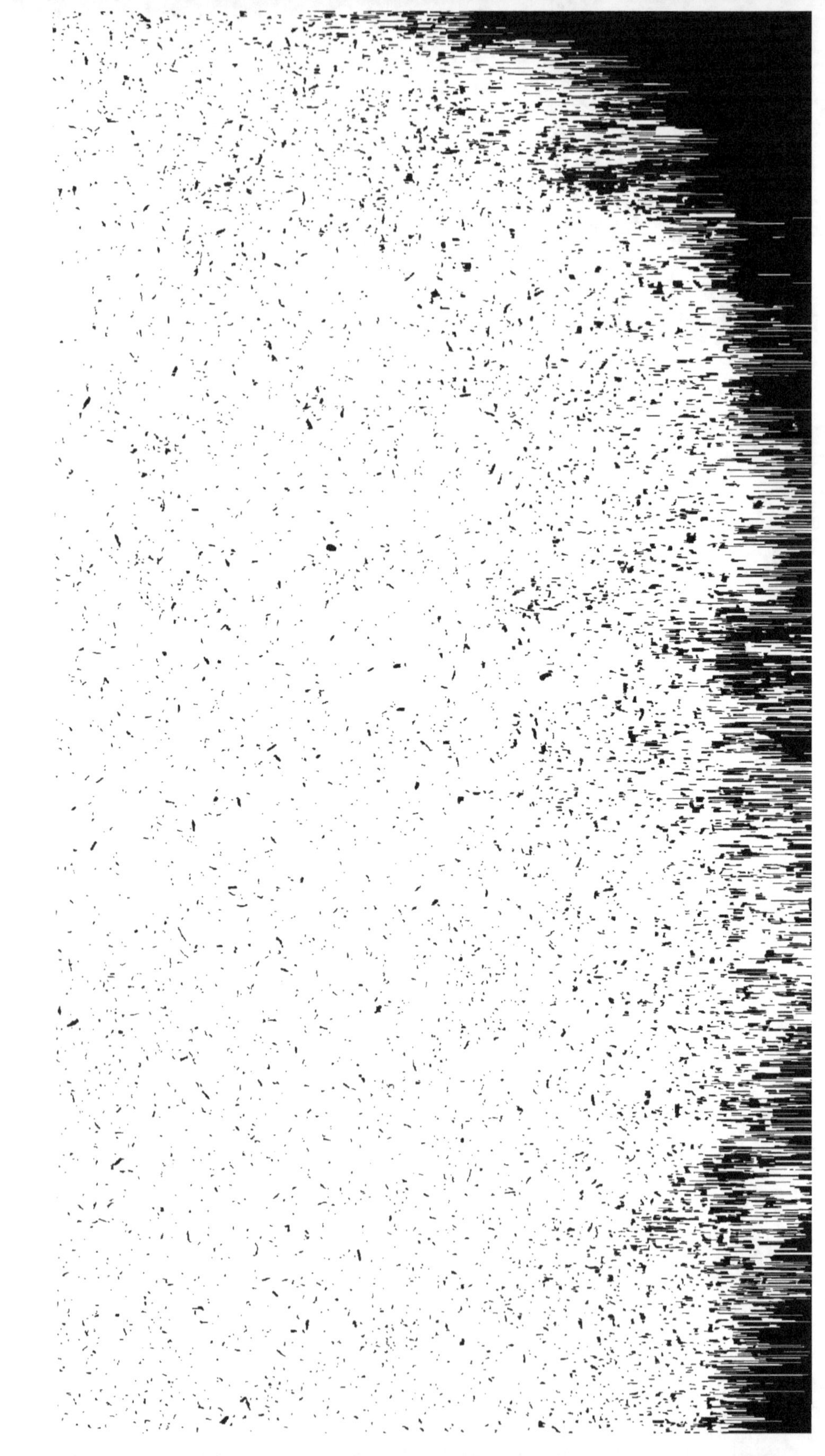